Anneliese Winkler

Endometriose als komplexe Erkrankung

GRIN Verlag

Bibliografische Information der Deutschen Nationalbibliothek:

Die Deutsche Bibliothek verzeichnet diese Publikation in der Deutschen National-
bibliografie; detaillierte bibliografische Daten sind im Internet über http://dnb.d-
nb.de/ abrufbar.

Impressum:

Copyright © 2007 GRIN Verlag GmbH
Druck und Bindung: Books on Demand GmbH, Norderstedt Germany
ISBN: 978-3-640-19195-6

Abschlussarbeit im Rahmen des

Universitätslehrganges für

Gesundheitsbildung

2005 - 2007

ENDOMETRIOSE

ALS KOMPLEXE ERKRANKUNG

Vorgelegt von: DGKS Anneliese Winkler

Salzburg, April 2007

1. Inhaltsverzeichnis

2. Vorwort

Im Jahre 1997 wurde in Österreich mit der Einführung des Gesundheits- und Krankenpflege-
gesetzes die Berufsbezeichnung der diplomierten Krankenschwestern und –pfleger geändert
auf diplomierte Gesundheits- und Krankenpfleger (Steinbach 2004, 116). Das Gesetz sieht für
diese Berufsgruppe die Durchführung gesundheitsfördernder Präventivmaßnahmen vor, für
Menschen allen Alters mit körperlichen und psychischen Erkrankungen - sowohl in einem
Setting wie dem Krankenhaus, als auch außerhalb dieses Umfeldes (Steinbach 2004, 116:
Gesundheits- und Krankenpflegegesetz, BGBl I 1997/108 idF BGBl 1998/95). Rahmenbedingungen sollen ermöglicht werden, um Gesundheitsförderung zu erfüllen.

Pathogenese versus Salutogenese:
Das Konzept nach Aaron Antonovsky, Sozialforscher und Begründer der Salutogenese, fußt
auf dem Paradigmenwechsel und stellt für die Pflege eine neue Herausforderung dar (Steinbach 2004, 106). Die zentrale Frage „Was hält Menschen gesund?" löst die Fragestellung
„Was macht den Menschen krank?" ab. Salutogenese bedeutet Entstehung von Gesundheit.
Der Ansatz von Antonovsky beschäftigt sich mit den Fähigkeiten unterschiedlichster Art, die
Menschen besitzen, um Probleme, Belastungen oder Krankheiten zu bewältigen (ebda.). Antonovsky bezeichnete diese Bewältigung mit dem Kohärenzgefühl, die besagt, mit den vor-
handenen Ressourcen Anforderungen des Lebens durch Zuversicht bewältigen zu können
(Steinbach 2004, 107/108).

In der Pflegepraxis bedeutet die Gesundheitsförderung, welche als Ziel der Salutogenese angestrebt wird, die „… Haltung dem Patienten gegenüber sowie unsere Handlungen zur Förderung seiner Gesundheit neu zu überdenken und, wenn nötig, verändern." (Steinbach 2004,
109). Dies wurde auch von Frank in ihrer Arbeit über Gesundheitsförderung im Rahmen der
Salutogenese verdeutlicht. Dass Gesundheit von Pflegenden durch Rahmenbedingungen ermöglicht wird und nicht wie eine Ware hergestellt. Die zentrale Arbeit zur Gesundheit leistet
der Patient selbst (ebda.).

Die Pflegeperson soll weiters die positiven vorhandenen Ressourcen erkennen und bestärken
(Steinbach 2004, 110). Dadurch wird auch die pflegerische Haltung dem Patienten gegenüber
gewahrt. Die Funktion der Pflegeperson ist auf die Begleitung und Beratung beschränkt, der
Patient ist Experte für seine Gesundheit und soll in der Rolle des Selbstverantwortlichen,

Selbstentscheidenden gesehen werden. Im Vordergrund steht für die Pflegeperson die Ressourcenerkennung und Aktivierung, die in der Gesundheitsförderung des Patienten zur Eigeninitiative in seiner Gesundheit befähigt (ebda.).

Kernpunkt meiner Recherchen als Krankenschwester gilt dem Zusammenhang zwischen Befindlichkeit und Lebensstil mit Endometriose. Eine gutartige Erkrankung mit einem diffusen Krankheitsbild, deren Behandlung der Schulmedizin Grenzen aufzeigt, bewog mein Interesse zum Recherchieren, z.B. welche Ressourcen für die Frauen vorhanden sind, selbst bestimmend Einfluss auf die Lebensqualität zu nehmen.

Können Ernährung, Bewegung, Umwelt und Umfeld positiv auf die Erkrankung wirken, sind meine zentralen Fragestellungen. Ein fundiertes Wissen über die Krankheit ist für Pflege und Beratung notwendig.

Literaturempfehlungen erwarb ich dankender weise vom Frauenzentrum ISIS Salzburg, der Salzburger Gebietskrankenkasse und der Selbsthilfegruppe für Endometriose in Salzburg.

Mein besonderer Dank gilt meiner Betreuerin Frau Mag. Maria Krischkowsky, welche mir auch bei der Literaturrecherche zur Seite stand.

3. Einleitung

Das Thema der Endometriose habe ich auserwählt, da ich auf einer gynäkologischen Abteilung arbeite und das Krankheitsbild beinahe täglich präsent ist.

Die Erkrankung, sowohl in der Medizin, als auch in der Bevölkerung, ist wenig bekannt, es vergehen durchschnittlich sieben Jahre im Leben der betroffenen Frauen, bevor die Krankheit den Namen Endometriose erhält. Doch damit sind das Leid und die Schmerzen nicht gebannt. Betroffene Frauen sind auch autonom gefordert, für sich Therapien zu suchen, die viel Geduld benötigen und manchmal nicht Ziel führend sind, da sie auf bestimmte Therapien nicht ansprechen.

Auch eine gutartige Erkrankung kann die Lebensqualität in einem hohen Maß einschränken.

Meine Arbeit sehe ich in Beratung, Aufklärung und Information über Möglichkeiten der Therapieanwendungen, welche die Frauen für sich am besten nützen können, sowie einem respektvollen Umgang mit der Thematik.

In meiner Arbeit sehe ich die Möglichkeit zur Gesundheitsförderung, bezogen auf die Erkrankung der Endometriose im partizipatorischen sowie ganzheitlichen Ansatz und deren Methode.

Im partizipatorischen Ansatz ist das Ziel der Gesundheitsförderung, Frauen bei der Selbstbestimmung über die persönliche Gesundheit, Bedingungen einer autonom geschaffenen Lebensumwelt und selbständigen Entscheidungen für das eigene Wohlbefinden zu unterstützen.

„Der ganzheitliche Ansatz versteht Gesundheit als Teil der gesamten Umwelt des Menschen, als Teil seiner Lebensbedingungen." (Steinbach 2004, 48). Die Gesundheitsförderung obliegt neben der sozialen Berufsgruppe dem gesundheitspolitischen Ressort, dem Wirtschaftsressort sowie Bildungswesen und der Politik im Allgemeinen. Grundlagen von elementaren Prozessen zu schaffen wie Arbeit, Wohnen, Bildung und Umwelt, damit Ressourcen für Gesundheit und –förderung für jede einzelne Person zugänglich sind und in den jeweiligen Bedürfnissen wahrgenommen und respektiert werden können.

Eine verantwortungsbewusste Politik plant langfristig ein gesundheitsförderndes Konzept, das einer raschen Umsetzung von Entscheidungen, die nachweislich gesundheitsschädigend sind, entgegenwirkt, wie z.B. Transfette, die in skandinavischen Ländern verboten sind oder Umweltgifte, welche das Immunsystem schwächen und dadurch auch auf die Endometriose einwirken.

Gesundheitspolitik, die das Wohl der Menschen zum Ziel hat, benötigt BeraterInnen, die im Umgang mit Gesundheit keinen monetären Hintergrund sehen.

Folgende Fragen sollen im Laufe meiner Arbeit beantwortet werden:

- Das Krankheitsbild der Endometriose

- Welche Symptome kann sie hervorrufen?

- Welche Verbindung besteht zwischen der Erkrankung Endometriose und dem Immunsystem?

- Die Psyche und der soziale Aspekt von Endometriose

- Welche Möglichkeiten bieten sich für betroffene Frauen neben der schulmedizinischen Behandlung?

- Kann eine ganzheitliche Behandlung für betroffene Frauen zu einer besseren Lebensqualität führen?

- Wann ist eine Nahrungsumstellung sinnvoll?

- Was erwarten die Frauen von einer Selbsthilfegruppe?

4. Das Krankheitsbild der Endometriose

Die Schulmedizin definiert Endometriose als sichtbare Absiedelungen von Knötchen, Herden oder Geschwülsten, dem Gewebe der Gebärmutterschleimhaut ähnlich – jedoch außerhalb dieses Organs vorkommend (Feministisches Frauen Gesundheits Zentrum 2006, 12). Am häufigsten sind diese Herde im kleinen Becken, zum Beispiel an den Adnexen, den Haltebändern der Gebärmutter, dem tiefsten Punkt zwischen Gebärmutter und Dickdarm, dem so genannten Douglas-Raum, an der äußeren Oberfläche der Gebärmutter, deren Muskulatur und dem Bauchfell. Auch Organe wie Blase, Darm, Lunge und Haut können betroffen sein.

„Der Aufbau der Gebärmutterschleimhaut wird durch Östrogen und Progesteron gesteuert. Diese Hormone werden hauptsächlich in den Eierstöcken gebildet und sind auch in den Herden wirksam." (ebda.). Abhängig vom Monatszyklus baut sich das Gewebe der Endometrioseherde ähnlich der Gebärmutterschleimhaut auf und blutet in die Bauchhöhle ab, da es den Körper nicht verlassen kann (ebda.). Durch die Blutansammlung im Körper können Reizungen, Zysten und schmerzhafte Entzündungen entstehen, welche Narbenbildung zur Folge haben (ORF 2005, 10). Eine ungünstige Lokalisation der Endometrioseherde kann zu einer Ruptur und dadurch Streuung von Zellen im Körper führen. „Beginnen die Herde zu wuchern und wachsen in das umliegende Gewebe hinein, kommt es zu Knotenbildungen im Becken, …", und dadurch kann es zu Lageveränderungen der Organe kommen (Feministisches Frauen Gesundheitszentrum 2006, 12).

Neueste Forschungen schließen auf eine komplexe Erkrankung (ebda.). „Das Wachstum von Endometrioseherden, die von Frau zu Frau individuelle Ausbreitungsgeschwindigkeit und auch mehr oder weniger spontan ausgeprägte Rückbildungsvorgänge haben, werden entscheidend von den Hormonen der Eierstöcke beeinflusst." (Keckstein 2005, 10). Neben dem Einfluss der Hormone durch die Eierstöcke sind auch die Blutgefäßversorgung, Vernarbungen, Abkapselungen, lokale Ernährungsbedingungen und das Immunsystem von Bedeutung für den Verlauf der Erkrankung und Erfolg der Behandlung (ebda.).

Begünstigte Milieuverhältnisse im kleinen Becken sind die Voraussetzungen für die Entwicklung der Endometriose, einer rätselhaften Erkrankung, die bei sieben bis fünfzehn Prozent der Frauen im fortpflanzungsfähigen Alter nachgewiesen werden konnte (Keckstein 2005, 9). Von diesen Frauen werden etwa fünfzig Prozent durch Beschwerden belastet (ebda.). Die zweite Hälfte wird zufällig bei Untersuchungen oder unerfülltem Kinderwunsch erkannt, verursacht keine oder geringe Symptome, da die Erkrankung durch ein möglicherweise intaktes Immunsystem keine Aktivität zulässt. Die Erkrankung der Endometriose ist noch ein häufig verkanntes Krankheitsbild (ebda.). Durchschnittlich vergehen bis zu sieben Jahre vom Auftreten der Symptome bis zur Diagnosestellung (ORF 2005, 6).

Bei der Endometriose unterscheiden wir drei Formen:

- Endometriose genitalis interna: Die Endometriose befindet sich an den inneren Geschlechtsorganen in der Muskelschicht der Gebärmutter.

- Endometriose genitalis externa: Die Herde sind an den Eierstöcken, dem Halteapparat der Gebärmutter, Blase oder Douglas-Raum vorhanden.

- Endometriose extragenitalis: Herde befinden sich in den Organen von Darm, Lunge, Herz und auch im Umfeld des kleinen Beckens (ORF 2005, 10-11).

„Die z.Zt. weltweit angewandte Standardmethode, um eine Endometriose zu diagnostizieren, beschränkt sich auf die makroskopische Beschreibung der Lokalisation und der Ausdehnung der Absiedelungen und Zysten." (Keckstein 2005, 18). Identische Klassifikationen erbrachte die American Fertility Society (ebda.).

Das Score-System basiert auf der revidierten Fassung, die neben Ort und Ausdehnung auch Folgeschäden erfasst. Eine spezielle Gruppe von Experten der American Fertility Society entwickelte ein Schema, welches neben dem makroskopischen Bild und Histologie auch die Beschreibung der Schäden, Schmerzsymptomatik und Sterilität berücksichtigt (ebda.). Ein Punktesystem, das bei wissenschaftlichen Untersuchungen und klinisch weltweit Akzeptanz findet, das neben Lokalisation und Ausdehnung therapeutische Maßnahmen in den verschiedenen Stadien, Behandlungen und das Risiko von Rezidiven beinhaltet (Keckstein 2005, 19). Auch dieses System wird bei den letzten vier Weltkongressen der American Fertility Society nicht ausnahmslos angenommen. Doch konnte keine bessere Lösung gefunden werden.

Dazu genommen wurden die subjektiven Symptome der Beschwerden, gemessen an den Erkrankungsstadien, nach der RAFS[1]-Klassifikation festgelegt:

- mild: dieses Stadium benötigt keine Medikation

- mäßig: Schmerzen mit Anwendung von Schmerzmitteln

- schwer: Schmerzmittel unabdingbar und Beeinträchtigungen bis Arbeitsunfähigkeit
  (Keckstein 2005, 19)

Daneben gibt es die endoskopische Endometrioseklassifikation EEC nach Semm (Internet: Dissertation Kundisch), von Stufe I bis IV eingeteilt, die sich nicht auf den Schmerzzustand und die soziale Beeinträchtigung bezieht (Keckstein 2005, 134).

---

[1] RAFS: revidiert American Fertility Society

4.1. Symptome

Individuell wie die Erkrankung erscheinen auch die Entwicklung und der Verlauf der Endometriose. Die Symptome werden von den Frauen in unterschiedlichster Form wahrgenommen
(Feministisches Frauen Gesundheits Zentrum 2006, 21). Schmerzen als Hauptsymptom, welche unabhängig von Zahl und Lokalisation der Herde auftreten. Die Schmerzintensität wird
von Menstruationsbeginn an steigend bis zur Unerträglichkeit von manchen Frauen angege-
ben oder es sind permanent chronische Unterbauchschmerzen vorhanden.

Unangenehme Beschwerden, besonders während der Menstruation, wie Übelkeit, Kopf-
schmerzen, Schwindel, Rückenschmerzen, abwechselnd Durchfälle mit Obstipation,
schmerzhafte Blähungen durch Darmgase, Darmspasmen, Blut im Stuhl oder Harn können
vorkommen (ebda.).

Symptome wie Müdigkeit, Erschöpfung, Infektionsanfälligkeit, Antriebslosigkeit und Depres-
sionen können mit all den anderen Beschwerden einzeln oder in Kombination auftreten (Feministisches Frauen Gesundheits Zentrum 2006, 20).

Verursacher der Schmerzen sind Entzündungen mit Gewebszerstörung, Adhäsionen[2] von der
Endometriose selbst und Operationen, die zur Folge Nervenschädigungen durch die Unterbre-
chung der Blutversorgung des Gewebes haben (Feministisches Frauen Gesundheits Zentrum
2006, 21). Übermäßige sportliche Betätigung führt zu verstärktem Druck und Dehnung im
kleinen Becken. „... erhöhte Bildung von Prostaglandinen, die zu verstärkter Muskelkontrak-
tion und Bildung von Entzündungen führt." (Feministisches Frauen Gesundheitszentrum
2006, 21). „Befinden sich die Endometrioseherde an Organen, können diese geschädigt werden. Auch dies kann zu unangenehmen Beschwerden führen." (ORF 2005, 13).

Jeder Schmerz ist individuell, und so wird auch von den Frauen der Schmerz auf ihre spezielle Art und Weise erlebt - ausgehend von ihrer momentanen körperlichen und seelischen Verfassung. Da Schmerzen so unterschiedlich sein können, ist die Führung eines Schmerzproto-
kolls über einen längeren Zeitraum hilfreich (Feministisches Frauen Gesundheits Zentrum
2006, 22). Für die Frauen selbst, um die Wahrnehmung zu stärken und wiederzugeben (ebda.), für den behandelnden Arzt zur gesicherten Diagnosestellung und um ein adäquates

---

[2] Verwachsungen

Schmerzmanagement zu erzielen. „Jede Schmerztherapie sollte in ein Gesamtkonzept eingebettet sein, also andere Behandlungsmöglichkeiten ergänzen oder unterstützen." (Endometriose-Vereinigung Deutschland 2002, 10).

Der chronische Schmerz besonders vor, während und auch nach der Menstruation gehört noch
für viele Frauen zum weiblichen Alltag. Von ihren behandelnden Ärzten werden
verkannter weise Diagnosen wie prämenstruelles Syndrom (PMS), Adnexitis, psychogene
Beschwerden, Pelviopathie[3] gestellt (ORF 2005, 7). Neben der Schmerzsymptomatik beo-
bachten Frauen auch eine erhöhte Infektanfälligkeit, Müdigkeit, Erschöpfung und vermehrtes
Auftreten von Allergien (Feministisches Frauen Gesundheits Zentrum 2006, 18). Unverständ-
nis erfahren Frauen selbst bei ihren behandelnden Ärzten, wenn Schmerzen keine Zuordnung
für das Krankheitsbild Endometriose finden, die Frauen als zu sensibel und hypochondrisch
stigmatisiert und nicht ernst genommen werden. Am Arbeitsplatz gelten sie oft als eingebilde-
te Kranke und im sozialen, familiären Umfeld als nicht belastbar. „Viele Frauen reagieren
darauf mit Rückzug von der Außenwelt und Abkapselung." (ebda.).

Durch die Dauerbelastung von chronischen Schmerzen und um in der Gesellschaft zu funkti-
onieren und den Anforderungen im familiären Umkreis gewachsen zu sein, kann sich durch
unkontrollierte Medikamenteneinnahme eine körperliche Abhängigkeit entwickeln (ebda.).
Obwohl die Schmerztherapie nicht die Endometriose als Krankheit behandelt, hat sie für die
Lebensqualität oberste Priorität.

Die Endometriose stellt sich als komplexes Krankheitsbild dar, und deshalb sollte die
Schmerztherapie in das Gesamtkonzept eingebunden werden (Endometriose-Vereinigung
Deutschland 2002, 10).

Für die Frauen ist es wichtig zu wissen, dass es Wege zur Behandlung von chronischen
Schmerzen der Erkrankung Endometriose gibt, die zur Linderung der Symptome beitragen. In
Salzburg sind wir in der glücklichen Lage, eine Schmerzambulanz an den Landeskliniken zu
besitzen, wohin sich die betroffenen Frauen wenden können.

Ein weiterer Weg ist die Selbsthilfegruppe für Endometriose im Frauengesundheitszentrum
ISIS in Salzburg, wo ein Erfahrungsaustausch mit betroffenen Frauen möglich ist, damit sie

---

[3] Bauchschmerzen

erfahren, dass sie mit dieser Erkrankung nicht alleine sind. Mit der Überflutung durch Informationen aus dem Internet über Endometriose werden Betroffene verunsichert, wenn sie keine Möglichkeit der Selektion mit geschulten Personen erhalten.

5. Ätiologie

„Die Ursachen der Endometriose sind bisher ungeklärt, obgleich die Krankheit schon 1861 von dem Arzt Rokitansky beschrieben wurde." (Endometriose-Vereinigung Deutschland 2002, 6).

Die Entstehung beruht auf verschiedenen Theorien. Diskutiert wird über familiäre Veranlagung, gestörtes Immunsystem (ebda.). Im Jahre 1927 wurde von Sampson die Implantationstheorie beschrieben, die auf eine retrograde Menstruation zurückzuführen ist (Keckstein 2005, 11). Hierbei kommt es zu einem Rückfluss der Menstruation durch die Eileiter in den Bauchraum und das kleine Becken (ebda.). Durch ideale Ernährungsbedingungen siedeln sich aktive Gebärmutterschleimhautzellen an verschiedenen Stellen des Bauchfelles an und beginnen zu wachsen (ebda.). „Der Rückfluss des Menstruationsblutes durch die Eileiter kommt bei bis zu 90% aller Frauen vor. Dieser Vorgang allein kann die Endometriose nicht begründen,…" (Feministisches Frauen Gesundheitszentrum 2006, 15). Eine weitere Theorie besagt, dass es durch Operationen an der Gebärmutter zur Verschleppung von Schleimhaut auf andere Organe kommt (Endometriose-Vereinigung Deutschland 2002, 6). Über Blut- und Lymphbahnen kann eine Absiedelung auf Organe, welche nicht in unmittelbarer Nähe der Gebärmutter liegen, erfolgen (ebda.).

Eine weitere Entstehungsursache kann die Metaplasietheorie sein (Feministisches Frauen Gesundheits Zentrum 2006, 15). Durch chronische Reize verwandeln sich Bauchfellzellen in Endometriosezellen um (ebda.). „Die Gebärmutterschleimhaut und das Bauchfell haben sich entwicklungsgeschichtlich aus dem gleichen embryonalen Gewebe gebildet und ähneln sich, daher kann in den Endometrioseherden nicht unterschieden werden, woher die Zellen stammen." (Feministisches Frauen Gesundheitszentrum 2006, 15). Auch über einen Entwicklungsfehler bei der Bildung der Müllerschen Gänge, die in der Embryonalentwicklung angelegt werden, wird diskutiert. In dieser Entwicklungsstufe bilden sich aus den Gängen die Gebärmutter, Eierstöcke und Vagina. Ein geringer Anteil der Schleimhaut, welche die Gebärmutter innen auskleiden soll, bleibt im Bauchraum zurück. In der Pubertät kommt es durch Hormone zur Entwicklung, und damit kann die Endometriose mit all ihren Symptomen beginnen (ebda.).

Eine große Bedeutung wird dem Immunsystem zugeordnet und dies nicht allein den Beckenraum, sondern den ganzen Menschen betreffend (Feministisches Frauen Gesundheits Zentrum
2006, 16). Diese Ansicht vertreten auch die Naturheilkunde und die Traditionelle Chinesische
Medizin, welche immer den ganzen Menschen behandelt. Die Theorie besagt, dass die gestör-
te Immunabwehrreaktion die Entstehung der Herde oder schon bestehende nicht verhindert
(ebda.). Unterschiedlich wirkt das Immunsystem auf Entwicklung, Verlauf und Schwere der
Erkrankung. „Zusätzlich werden zu häufige und starke Blutungen mit einer Überforderung
des Immunsystems im Beckenraum in Verbindung gebracht." (ebda.). Einige Endometrioseherde wirken stimulierend auf das Immunsystem mit der Bildung von Autoantikörpern, welche in der Gebärmutterschleimhaut und den Herden selbst zu Reaktionen wie Entzündungen,
Störungen der Einnistung und Fehlgeburten führen können (ebda.).

Die Endometriose schließt auf eine ungeklärte Ätiologie, die eine ganzheitliche Sicht der Erkrankung vermuten lässt (Keckstein 2005, 75). So sind die Umwelt, das Immunsystem, me-
chanische und genetische Faktoren, Hormone und die Psyche vermutlich Auslöser einer rätselhaften Erkrankung. Zusammenhänge zwischen Umwelt und Endometriose wurden seit
1992 festgestellt (Feministisches Frauen Gesundheits Zentrum 2006, 17). Untersuchungen
ergaben, dass Umweltgifte wie Dioxine, PCB[4], Formalaldehyd und andere Chemikalien stö-
rend auf Hormonhaushalt und Immunsystem wirken können. Bei Frauen mit Endometriose
wurden Schilddrüsenunterfunktion, chronische Erschöpfungszeichen und rheumatische Erkrankungen öfter diagnostiziert (ebda.).

Zusammenhänge zwischen Endometriose und Ernährung werden beobachtet. „Tatsache ist…,
dass sich bei vielen Betroffenen, durch Umstellung der Ernährung, auch die Lebensqualität
verbessert hat." (ORF 2005, 20). Die Frauen zeigten Ernährungsgewohnheiten, die auf einen
hohen Anteil von tierischen Fetten und erhöhten Zuckerkonsum hinwiesen (Feministisches
Frauen Gesundheits Zentrum 2006, 17). Auch eine vermehrte Fast-Food-Ernährung war darunter. Gemüse und Obst sind minimal in der Ernährung der Frauen berücksichtigt worden
(ebda.).

Wenn Endometriose gemeinsam mit Ernährung zur Sprache kommt, geht es nicht um einen
Diätplan zur Behandlung der Erkrankung. Wissenschaftlich gibt es noch keine Daten, doch
Betroffene, die durch Umstellung der Ernährung von einer Verbesserung der Lebensqualität

---

[4] Polychlorierte Biphenyle

berichten (ORF 2005, 20). Frauen mit Endometriose und chronischen Unterbauchschmerzen, deren Befindlichkeit von unzähligen Komponenten beeinflusst wird, bedürfen der ganzheitlichen Behandlung (ebda.). Auch ein Überangebot an Lebensmitteln kann eine Mangelernährung nicht ausschließen. Ein asketisches Leben ist nicht notwendig, wenn berücksichtigt wird, welche Lebensmittel notwendig sind und welche man zugunsten der Befindlichkeit meidet. Wichtige Lieferanten zur Produktion von entzündungshemmenden Substanzen sind ungesättigte Fettsäuren, bekannteste darunter Omega-3-Fettsäuren (Österreichische Endometriose Vereinigung). Dazu zählt kalt gepresstes Olivenöl, das auch erhitzt werden kann, während andere kalt gepresste Öle nur kalt verwendet werden sollen, wie Distel, Hanf und Leinöl (ebda.).

Die Vermeidung von Transfetten ist empfehlenswert, da sie die Zellwände zerstören und die Produktion von Prostaglandinen hemmen. Diese Transfette sind in frittierten Speisen vorhanden. Auf gehärtete Fette soll verzichtet werden (ebda.).

In der Ernährung soll besonders auf Vitamine und frisches Obst geachtet werden. Vitamine besonders der Gruppe C, E, A in frischem Obst, Gemüse, Olivenöl, Nüssen und Sojabohnen (ORF 2005, 21). Vitamin B-Komplex findet sich reichlich in Vollkorngetreide. Mineralstoffe wie Zink, Selen wirken entzündungshemmend (Österreichische Endometriose Vereinigung). Magnesium ist in grünem Blattgemüse, Weizenkeimen und Sojabohnen enthalten und wirkt krampflösend (ebda.).

Die Qualität der Lebensmittel sollte grundsätzlich frisch und von der Herkunft über Schadstoffreduzierung selektiert werden.
Endometriosepatientinnen können durch Hormontherapien eine Glutenunverträglichkeit[5]
(ORF 2005, 21) erwerben, die sich in Blähungen und ständiger Müdigkeit äußert. Hier ist der Verzicht auf Getreidesorten wie Weizen, Dinkel, Roggen, Hafer ratsam. Reis, Mais, Hirse, Buchweizen, Amaranth und Quinoa können als Ersatz dienen (ebda.).

Durch eine herabgesetzte Immunität kann der Hefepilz Candida Albicans im Darm Symptome wie bei der Glutenunverträglichkeit zeigen (Österreichische Endometriose Vereinigung). Dieser benötigt einen Verzicht auf Zucker und weißes Mehl (ebda.).

---

[5] Klebeeiweißunverträglichkeit; Bestandteil von bestimmten Getreidesorten

„Es sollten mindestens zwei bis drei Liter Flüssigkeit am Tag getrunken werden, jedoch nicht zum Essen, damit die Verdauungsarbeit nicht gestört wird." (Keckstein 2005, 85). In der Traditionellen Chinesischen Medizin wird heißes Wasser empfohlen, welches die Körperkraft, das Qi, stärkt. Oft wird bei Frauen mit Endometriose eine Qi-Schwäche erkannt (ebda.). Das Immunsystem sitzt nach der Traditionellen Chinesischen Medizin im Darm. Hier setzen Unterstützung und Mobilisierung an (ebda.). Ein Lebensstil, in den gesunde Ernährung, Bewegung und moderater Sport einbezogen werden, soll angestrebt und zur Selbstverständlichkeit werden.

Möglicher Verursacher einer ausgeprägten Endometriose kann die Verschleppung durch operative Eingriffe im gynäkologischen Bereich sein (Feministisches Frauen Gesundheits Zentrum 2006, 17). Sind operative Eingriffe notwendig, ist die Durchführung am Anfang des Monatszyklus zu berücksichtigen (ebda.).

Einfluss hat auch die familiäre und persönliche Geschichte der Frauen auf die Erkrankung (Feministisches Frauen Gesundheits Zentrum 2006, 16). So können sich Aufmerksamkeitsdefizite mit körperlichen Symptomen wie Schmerzen und Verspannungen ausdrücken (Feministisches Frauen Gesundheits Zentrum 2006, 19). „Bei langjähriger Unterdrückung von Spannungen und Beschwerden stauen sich Gefühle auf. Als Ventil kann sich eine Krankheit entwickeln." (ebda.) Sinnvoll kann es sein, mögliche Zusammenhänge zwischen Endometriose und Entstehungsfaktoren zu finden, um die Betroffenen besser zu verstehen (ebda.). Mit Hinterfragen soll nicht Nahrung der eigenen Schuld gegeben werden, sondern die Selbstverantwortung und Zuständigkeit für den eigenen Körper zu finden, ist das Ziel (ebda.).

6. Behandlung der Endometriose

Endometriose wird in der Schulmedizin auf zwei Säulen behandelt (Keckstein 2005, 26):

1. Die Operation dient zur Sicherstellung der Diagnose und zugleich Therapie der
   Erkrankung.

2. Die medikamentöse Therapie mit Hormonen und die Schmerzbehandlung.

Die Diagnose kann nur durch eine Gewebsprobe mit einer histologischen Feinuntersuchung
gestellt werden. Zu diagnostischen Zwecken wird die Bauchspiegelung (Pelviskopie, Lapa-
roskopie), eine minimal invasive Methode in Vollnarkose durchgeführt (Keckstein 2005, 26-
27). Mit dem Endoskop, einem starren Instrument, mit einer Lichtquelle wird der Bauchraum
zuvor mit Kohlenstoffdioxyd-Gas ausgefüllt.

Wenn Zysten oder Verwachsungen vorliegen, müssen zusätzliche Instrumente in den Bauchraum eingeführt werden, dadurch wird eine individuelle Operationstechnik notwendig, damit
die Therapie durchgeführt werden kann. Weitere Methoden sind Hochfrequenzstrom, Hitze
oder Laser, welche die Herde zerstören (Keckstein 2005, 33).

„Ziel jeder Operation ist die Entfernung und die weitgehende Destruktion (Zerstörung) aller
Endometrioseherde." (Keckstein 2005, 24).
Operationsmöglichkeiten sind von Kriterien wie Lokalisation, Ausdehnung, Alter und Kinderwunsch abhängig (ebda.). Eine erweiterte Operation zur Entfernung der Herde bei Kinderwunsch wird mit der Patientin vor dem Eingriff geklärt, um „soviel Erhaltung wie möglich, sowenig Entfernung wie nötig" (Keckstein 2005, 71) und Fruchtbarkeit zu gewährleisten
(ebda.).

Mit der Patientin werden die Operationsmethoden besprochen und mit ihr die bestmögliche
Behandlung entschieden. Die Endometriose ist eine chronische Erkrankung und kann auch
nach genauester Operation und mit dem erfahrensten Operateur wieder auftreten. Durch die
Erfahrung, dass jeder Eingriff mit Risiken verbunden ist und selbst die minimal invasive Methode nicht grenzenlos durchführbar ist, sollte die komplexe Erkrankung der Endometriose in
dem Wissen einer ganzheitlichen Behandlung erfolgen.

„Da die Endometriose mit immunologischen Veränderungen im kleinen Becken und möglicherweise auch im gesamten Organismus einhergeht, wird seit Jahren intensiv geforscht, ob nicht ein Bluttest auf Endometriose – möglicherweise sogar im Sinne eines Screenings - entwickelt werden kann." (Keckstein 2005, 23)

Die Hormonbehandlung kann vor oder nach einer Operation erfolgen, Kriterien sind von Parametern wie Lokalisation, Größe der Herde, Ausdehnung oder Frauen mit Kinderwunsch und Alter abhängig. Durch eine präoperative Hormonbehandlung kann eine Verkleinerung der Endometrioseherde erzielt werden, und dadurch wird die Operationstechnik minimiert, womit eine schonendere Behandlung erfolgen kann (Keckstein 2005, 46). Eine postoperative Hormonbehandlung unterliegt dem Operationsverlauf, Ausdehnungsherden und der Entscheidung des Arztes (ebda.).

Werden Hormone zur Sterilitätsbehandlung eingesetzt, ist das Ziel, die Funktionstüchtigkeit des Eierstocks anzuregen (Keckstein 2005, 72). Durch die Gabe der Hypophysenhormone Gonadotropine werden die Eibläschen-Reifung sowie der Eisprung stimuliert, um einen normalen Zyklus wieder herzustellen. Gonatropine besitzen die Eigenschaft, die Wirkung in dem Zeitraum zu optimieren, in dem sie eingenommen werden (Keckstein 2005, 72). Aus Erfahrung kann eine Schwangerschaft als Therapie zur Endometriosebehandlung erfolgreich sein, doch sollte aus ethischen Gründen ein Kinderwunsch bestehen (Keckstein 2005, 74).

6.1. Schmerztherapie

Neben dem individuellen Schmerzempfinden prägt der Umgang mit Schmerz im Kindes- und Erwachsenenalter, kulturelle und religiöse Zusammenhänge sind mit entscheidend, wie Schmerz erlebt wird (Keckstein 2005, 111). Alle Möglichkeiten müssen genützt werden, dass der Schmerz nicht zum Lebensmittelpunkt wird und das Leben beeinträchtigt (Keckstein 2005, 112).

Während dem akuten Schmerz die wichtige Funktion als Warnsignal zukommt, wird dem chronischen Schmerz eine andere Bedeutung zugemessen. „Sie [Patienten mit chronischen Schmerzen] leiden unter dem Gefühl, der eigene Körper habe sie verraten und dem Schmerz ausgeliefert, Freunde und Familienangehörige ließen sie im Stich. Wut, Hilflosigkeit, oft Selbsthass erfüllen sie." (Stutz 2006, 3). Der chronische Schmerz zeigt das Krankheitsbild eines schwer Erkrankten (ebda.).

Beim chronischen Schmerz erinnert sich die Nervenzelle an Schmerzreize, welche eine chronische Überreaktion speichert und selbst bei geringem Reiz starke Schmerzen wiederholen lässt (Keckstein 2005, 107). Diese komplizierten Lernvorgänge in den Zellen können durch eine adäquate Schmerztherapie unterbrochen werden (ebda.). In der Medizin spricht man vom Schmerzgedächtnis.

Eine Schmerzbehandlung benötigt nicht ausschließlich Medikamente, sondern eine Therapie, die der persönlichen, körperlichen und seelischen Verfassung entspricht (Keckstein 2005, 112).

Das Ziel der Schmerztherapie ist die Verhinderung eines Schmerzgedächtnisses, ist der Schmerz bereits chronisch, soll versucht werden, das Schmerzgedächtnis zu löschen. Die Weltgesundheitsorganisation entwickelte ein Stufenprogramm, womit die Wirksamkeit der Medikamente in ein dreiteiliges Schema eingeordnet ist (ZDF Ratgeber 2006):

1. Erste Stufe, leichte Schmerzmittel, die keine Opioide enthalten;

2. Zweite Stufe beinhaltet mittelstarke Opioide;

3. Auf der dritten Stufe werden Morphine (Opiate) und morphinähnliche Schmerzmittel
   verwendet.

Besonders Rückenschmerzen „im Kreuz" werden auch als „gynäkologische" Rückenschmerzen bezeichnet, diese können den ganzen Rückenbereich erfassen, ausgelöst durch Reflexver-
bindungen, die eine Verhärtung der gesamten Rückenmuskulatur verursachen (Keckstein
2005, 110).

6.2. Methoden zur symptomatischen Schmerzbehandlung

Sind Krankheitsursachen für die Unterbauchschmerzen ausgeschlossen, ist es mir ein großes
Anliegen, dass die betroffenen Frauen über symptomatische Behandlungsformen Informationen erhalten, welche sie für eine bessere Lebensqualität wählen können.
Es gibt keine Standardtherapie, doch Methoden, die das Leben mit einer chronischen Erkrankung besser zu bewältigen helfen (ORF 2005, 15).

Ziel führend in der Behandlung der Endometriose ist die interdisziplinäre Arbeit von Schulmedizin, Psychologie und Komplementärmedizin (Keckstein 2005, 92). Die Endometriose ist
eine Komplexerkrankung des ganzen Körpers. Erfolgreiche Konzepte in naturheilkundlichen
Behandlungsmethoden, die den ganzen Menschen mit seiner Umwelt erfassen, sollen berücksichtigt und krankmachende Störungen durch Umwelteinflüsse minimiert oder entfernt werden.

6.3. Physikalische Therapie

In der physikalischen Therapie kann die Symptombehandlung von Endometriose zur Linderung der Beschwerden beitragen (Keckstein 2005, 117). Mit Kälte- und Wärmeanwendungen, Bädern mit anregenden Ölen und Pflanzenextrakten, Güssen als Kneippkuren, Packungen, Wickeln, Wassertreten, Wechselbädern, Kohlendioxydbädern, Sitzbädern mit ansteigender Wärme stehen mögliche Behandlungen in Form von Kuren über einen längeren festen Zeitraum zur Verfügung (Keckstein 2005, 118). Genanntes kann auch zuhause gut angewandt werden. Entschließt sich die Frau zu einem Kuraufenthalt, sollte zuerst eine längere Behandlung ambulant oder zuhause angewendet werden, um den Erfolg zu prüfen.

Auch die gute alte Wärmflasche mit der trockenen Wärmeanwendung kann bei der Linderung von Schmerzen helfen (Keckstein 2005, 118). Hier ist alleinige Entscheidung der Frau, welche Therapie sie anwenden möchte.

6.4. Bewegung bringt positive Sinneserfahrung

Wenn Schmerzen über einen längeren Zeitraum zu einer Schonhaltung des Körpers führten, kann eine vorübergehende Schmerzzunahme die Antwort auf Bewegung sein (Keckstein 2005, 119). Positive physische und psychische Veränderungen sind die Antwort auf Aktivitäten, die wegen der Schmerzen eingestellt wurden. In den Muskeln kommt es zur besseren Durchblutung, Stoffwechselprodukte können schneller abtransportiert werden, das Immunsystem wird gestärkt. „Bewegung bringt dem Körper andere Sinneserfahrung, verbessert die Durchblutung, baut Muskeln auf und verbessert die Stimmung." (ebda.).

Unterstützend kann auch anfangs Anleitung aus der Krankengymnastik sein, da durch Operationen Narbengewebe im Bereich der Bauchdecke und im Becken zu Rückenschmerzen führen (ebda.). Diese können mit einer gezielten Gymnastik eine Besserung des Befindens bringen und später selbständig durchgeführt werden (ebda.).

Das Ziel aller Therapien, die angewendet werden, soll die Körperwahrnehmung stärken und zu einem besseren Wohlbefinden führen.

6.5. Massagen

Symptombehandlung durch Massagen gehören zur klassischen Behandlungsmethode (Keckstein 2005, 117). Eingebettet in ein ganzheitliches Therapiekonzept können sie neben einer
Schmerzdämpfung auch durch die Berührung und Zuwendung das positive Körpergefühl beeinflussen und Schmerzen verringern. Dazu zählt die klassische Muskelmassage bei Verspannungen (ebda.). Die Bindegewebsmassage setzt Reize im vegetativen Nervensystem, durch
Verschieben des Unterhautbindegewebes kommt es zur Lockerung und Entspannung von tie-
fer gelegenem Gewebe, das die Durchblutung fördert. Diese Therapie wird gerne bei
Menstruations- und Unterbauchbeschwerden angewendet (ebda.).

Bei Schmerzen vor und während der Menstruation können die Frauen selbst eine sanfte
Bauch-Aromamassage durchführen. Die autonome Zuwendung bei Bauchschmerzen ist unab-
dinglich, doch auch in schmerzfreien Intervallen verhilft die Aromamassage zu mehr Wohlbefinden und stärkt das Selbstwertgefühl (Werner 1995, 66).

Die Durchführung der Selbstmassage sollte immer im Liegen, bei entspannter Lage, im Bett
oder am Boden erfolgen (Werner 1995, 68). Der Untergrund warm und mit Decken und Pols-
tern unter Kopf und Kniekehle soll zusätzlich Bauch und Becken entspannen. Liegen die Un-
terschenkel wenig erhöht auf einer gepolsterten Unterlage, kann eine besondere Entspannung
von Becken und Bauch erzielt werden (ebda.).

Ölmischungen aus hundert Milliliter Johanniskrautöl, zwei Tropfen Angelika[6], einem Tropfen
hundertprozentiger Melisse, drei Tropfen Muskatellersalbei, fünf Tropfen Lavendel, zwei
Tropfen Zeder wirken entkrampfend, schmerzstillend und beruhigend (Werner 1995, 67).
Einige Tropfen dieser Ölmischung auf die warmen Handinnenflächen und im Uhrzeigersinn
auf den gesamten Bauch verteilen (Werner 1995, 68) kann Balsam für Leib und Seele sein.
Diese Massage soll mindestens fünf Minuten durchgeführt werden (ebda.).

Die Reflexzonenmassage ist eine weitere Behandlungsform und kann eine Wiederherstellung
einer verloren gegangenen Energiebalance bewirken oder Blockaden lösen (Keckstein 2005,
117). Zwischen der Körperoberfläche und Organen können Punkte, die eine Verbindung mit-

---

[6] Doldenblütler (Apiaceae); wild wachsend in ganz Europa; gewonnen durch Wasserdampfdestillation der Wur-
zeln

einander herstellen, aktiviert werden und dadurch Schmerzen und Verkrampfungen von Organen positiv beeinflussen (ebda.).

Die Fußreflexmassage sollte in der Behandlung der Endometriose einen Platz einnehmen. Die ganzheitliche Wirkung von „Chi", der Lebensenergie, die im Organismus jede einzelne lebende Zelle durchfließt, kann durch seelische Probleme, Krankheiten und Umwelteinflüsse aus dem Gleichgewicht geraten und stört den Energiefluss. Diese Energie fließt nach modernen medizinischen Messungen im Meridiansystem durch festgesetzte Kanäle und in eine bestimmte Richtung (Werner 1995, 14). Verbindet und versorgt durch einen inneren Kreislauf der Lebenskraft die inneren Organe und das Nervensystem. Ein weiterer äußerer Kreislauf fließt unter der Hautoberfläche, äußerer und innerer Kreislauf sind miteinander verbunden (ebda.).

Über die Reflexzonen wird der Energiefluss im gesamten Körper angeregt, und dadurch kann körperliches und seelisches Wohlbefinden eintreten (Werner 1995, 79).

7. Die klassische Homöopathie - Aktivierung körpereigener Kräfte

Im Zentrum der homöopathischen Behandlung steht der Patient mit seiner individuellen körperlichen, geistigen und seelischen Ebene.

8. Pflanzentherapie oder Phytotherapie

Diese Therapieform bietet eine Vielzahl von Pflanzen als Tee oder Tinktur in der Behandlung zur Linderung von Beschwerden der Endometriose an (Feministisches Frauen Gesundheits Zentrum 2006, 50). Auf der körperlichen Ebene ist die Wirkung auf das Immun-, Hormon-, Herz- und Kreislauf-, Verdauungs- und Nervensystem ausgerichtet und unterstützt diese in ihrer Funktion (ebda.).

Im seelischen Bereich ist die chronische Erschöpfung durch die persönliche Abgrenzungsschwäche zu erkennen.

In der Pflanzenheilkunde sind vier Säulen bei der Behandlung der Endometriose zu beachten (ebda.). Bestimmte Pflanzen haben sich dafür bewährt und sollen auch nur von Pflanzenkennern vorbereitet werden, da die Wirkung bei jeder Frau unterschiedlich sein kann (Feministisches Frauen Gesundheits Zentrum 2006, 51). Pflanzen, die auf Entkrampfung und Entspannung hinwirken, werden bei der **ersten Säule** dem Frauenmantel, dem Gänsefingerkraut und der Schafgarbe zugeschrieben. Mineralienhaltige Pflanzen als Tee oder Sitzbad angewendet, betrifft die **zweite Säule**, wobei Brennessel und Klette Verwendung finden. Die Entgiftung der Leber als **dritte Säule**, hierfür geeignete Pflanzen sind Löwenzahn und Artischocke. Die Mistel verhindert die Zellwucherung und betrifft die **vierte Säule** in der Phytotherapie (ebda.).

Schon bei den Ägyptern war der Mönchspfeffer (Agnus Cactus) bekannt, welcher eine regulierende Wirkung auf Hormonschwankungen, Menstruationsprobleme und Unfruchtbarkeit zeigte (ebda.). Der Mönchspfeffer sollte nicht gleichzeitig bei einer Hormonbehandlung eingesetzt werden. Positive Erfahrungen sind von Frauen mit Endometriose bekannt.

Bromelain, ein Ananasenzym, fördert die innere Wundheilung und wirkt entzündungshemmend (ebda.).

In der Pflanzenheilkunde ist Wissen und Erfahrung über die Wirkung von enormer Wichtigkeit und gehört in die Hände von Pflanzenkundigen und verantwortungsbewussten Personen (Feministisches Frauen Gesundheits Zentrum 2006, 50).

In der komplementärmedizinischen Behandlung ist das Ziel, die Stresssituation besser zu bewältigen. Dazu gehören Entspannungsmethoden wie QI Gong, Autogenes Training, die unter Anleitung erlernt werden und später selbständig durchgeführt werden können.

9. QI Gong als Therapie

Die Krankheitsentstehung in der chinesischen Medizin beruht auf (Wenzel 1995, 22):

-Dauer und Intensität der Einwirkung von äußeren Faktoren, WAISU genannt,

-Dauer und Intensität der Auswirkung von inneren Faktoren, NEISU in der fernöstlichen
  Medizin genannt,

-angeborene und erworbene QI-Schwäche und

-Störungen des QI-Flusses.

In der Anfangsphase der Reizüberflutung auf ein Körperteil oder Organ kommt es zu einem
verstärkten QI-Fluss (ebda.). Da können Entzündungzeichen wie Fieber, Schweiß und Haut-
reaktionen im physischen Bereich auftreten. Psychisch kann dies zu Freude, Angst, Traurig-
keit führen, die Krankheit zu besiegen um des Überlebens willen im geistigen Bereich. Bleibt
der Reiz bestehen, geht die Störung in das chronische Stadium über (ebda.). Eine Balance
konnte auch mit Sofortmaßnahmen nicht erreicht werden. Die Energie des QI zieht sich aus
dem betroffenen Bereich zurück, und so kann die Krankheit entstehen, auch mit der Bot-
schaft, dass eine Änderung notwendig ist. Eine Disharmonie entwickelt sich, wenn das
Gleichgewicht der körperwirksamen Kräfte durch krankmachende Einflüsse geschwächt wird
(ebda.).

In der chinesischen Medizin bezieht sich die Behandlung einer Krankheit auf den inneren
Weg, der dem Sinn unserer Existenz, der Wahrheit und dem Wachstum näher kommt (Wenzel
1995, 21). „Natürlich darf man körperliche Beschwerden nicht außer Acht lassen, aber deren
Behandlung darf nie isoliert erfolgen, sondern immer nur im Zusammenhang von Körper,
Geist und Bewusstsein." (ebda.).

10. Visualisierung

Eine spezielle Methode für Frauen entwickelte Koppe, Begründerin von „Wildwuchs" und selbst Betroffene der Erkrankung Endometriose. Durch eine Tiefenentspannung können innere Körperreisen an den Ort der Erkrankung gesteuert werden. Frauen lernen, auf die Botschaften des Körpers zu hören. Die Sensibilisierung der Körpersprache und Entschlüsselungen der Botschaften können zu eigenen Selbstheilungskräften führen.

Im Gespräch mit einer betroffenen Frau konnte die positive Entwicklung durch die Visualisierung erkennbar werden (Feministisches Frauen Gesundheits Zentrum 2006, 9). Die Kontaktaufnahme zu sich selbst, der Seele und dem eigenen Körper wurde durch die Tiefenentspannung möglich. Verwachsungen und Entzündungen konnten aufgrund Vorstellungen fürsorglich behandelt werden. Schmerzen wurden durch eine bestimmte Atemtechnik gesteuert (ebda.).

Auch QI Gong wurde als Schmerztherapie von der Betroffenen erfolgreich angewendet. Disziplin ist nötig, dass Übungen regelmäßig angewendet werden (Feministisches Frauen Gesundheits Zentrum 2006, 10). Die Erkrankung Endometriose sieht sie heute als damals gegebene Chance, aus einer beruflichen Überforderung zu sich selbst zu finden und sich um die eigenen Bedürfnisse zu kümmern: „Endometriose hat mir eine Chance gegeben, sie hat mich gezwungen, mich um mich zu kümmern und aus meiner heillosen Überforderung herauszukommen." (ebda.).

11. Autogenes Training als Therapieansatz

Das Autogene Training – vom griechischen „autos" (=selbst) und „gen" (=entstehen, erzeugen, bilden) (Krapf 1976, 19) – ist eine Entspannungsmethode. Training bedeutet, dass diese Entspannungstechnik regelmäßig geübt werden muss (ebda.), um gewünschte Ergebnisse zu erzielen.

Das Autogene Training kann von der Mehrheit der Menschen erlernt werden (Krapf 1976, 25), außer bei Schizophrenie, endogener Depression, schweren Angst- und Zwangsneurosen, wo wichtige Persönlichkeitsanteile nicht in der Hand des das Autogene Training Ausübenden liegen (Krapf 1976, 27).

Der Trainierende soll sich zum Zweck der Übung in einer entspannten Körperhaltung – optimalerweise im Liegen – befinden. Die Umgebung soll möglichst ruhig sein. Das Autogene Training basiert auf verschiedenen Formeln – Einleitungssätzen zum Beginn der Übung, Haupt- und Schlussformeln. Der Übende erlernt Autogenes Training idealer weise unter Anleitung und mithilfe eines Psychologen.

- Einleitende Formeln sind zum Beispiel „Ruhe und Entspannung ist in mir und um mich herum". Ebenfalls zu Beginn kann der Übende den Satz vor sich her denken „Meine Gedanken fließen vorbei". Mit diesen Formeln kann ein gewünschter anfänglicher Entspannungszustand hergestellt werden. Die Gedankenwelt des Übenden soll möglichst frei sein, aber ohne zwanghaftes Verdrängen von Gedanken.

- Der Hauptteil des Autogenen Trainings beginnt mit den Formeln „Arme und Beine sind warm und schwer". So soll die gewünschte Schwere und Wärme im Körper hergestellt werden, welche normalerweise zu einem körperlichen und seelischen Wohlgefühl führt. Danach können/sollen Formeln für zentrale Organe im Körper gesprochen werden wie „Mein Herz schlägt ruhig und regelmäßig", „Mein Sonnengeflecht durchfließt ruhig und warm meinen Körper", „Mein Nacken- und Schultergeflecht ist entspannt und locker",…
  Die Vorstellung des Sonnengeflechtes ist die Vorstellung eines Energiezentrums etwas weniger als eine Handbreit unter dem Bauchnabel. Dieses Sonnengeflecht regelt die

Atmung, welche wiederum – als Bauchatmung – den gesamten Körper und Psyche entspannen soll.

Jede einzelne Formel wird vom Übenden im stillen Nachdenken fünfmal hintereinander aufgesagt, nach einer Überleitung wie „Ich bin ruhig und entspannt" folgt die nächste Formel. Insgesamt soll die Länge des Autogenen Trainings zehn bis fünfzehn Minuten nicht überschreiten. Die Formeln können, am besten in Koordination mit dem Trainer, individuell abgewandelt, erweitert oder entfernt werden.

- Am Ende der Übung stellt sich der Übende vor: „Mein Kopf ist frisch und erholt, meine Arme und Beine sind fest" (zweimalige Wiederholung). Danach werden Arme und der gesamte Körper gestreckt. Jetzt kann der Übende die Augen wieder öffnen (Autogenes Training findet mit geschlossenen Augen statt). Das Autogene Training ist zu Ende.

Autogenes Training wirkt nicht auf alle Personen gleich, deshalb ist das erstmalige Üben unter Anleitung eines Therapeuten notwendig. Im besten Fall empfindet der regelmäßig Übende ein solches Gefühl der körperlichen Schwere während des Trainings, dass er zu glauben vermag, das Bett, Unterlage,… unter ihm könnte unter seiner Last zusammenbrechen.

Der positive Effekt des Autogenen Trainings bei einer Endometriose kann eine Entspannung des Unterleibes sein, welche – auch in schmerzfreien Zeiten – mit der Formel „Mein Unterleib ist warm, entspannt,…" herbeigeführt werden könnte.

Meine Tochter praktiziert Autogenes Training seit zehn Jahren regelmäßig, erlernt mithilfe eines Psychologen. Sie ist mit den Resultaten des Trainings zufrieden, man braucht Geduld, Disziplin und das Bewusstsein, dass nicht jede Übung gleich zufrieden stellend verläuft. Manchmal können Stress, störende Gedanken, Probleme, aber auch große Euphorie das Autogene Training beeinflussen, da das Üben Konzentration erfordert. Zugleich sollen aber, wie ich oben andeutete, die Gedanken in keine bestimmte Richtung gezwungen werden.

Das Gesamtkonzept von Schul- und Komplementärmedizin hat zum Ziel die Erreichung einer weitest möglichen Gesundheit und Wohlbefinden für die betreffenden Frauen.

12. Resümee

Im Zentrum meiner erworbenen Kenntnisse durch die Ausbildung zur Gesundheitsbildnerin sehe ich meine Aufgabe in der Begleitung von PatientInnen mit Endometriose im stationären Bereich. Die Praxis zeigt, dass Frauen mit Endometriose in der Gesellschaft wenig Lobby haben. Unwissenheit über die Erkrankung mit ihren mannigfaltigen Symptomen trägt dazu bei.

Mein Interesse im Umgang mit dem Krankheitsbild Endometriose möchte ich durch Bereitstellen seriöser Literaturquellen im stationären Bereich an betroffene Frauen vermitteln.

Einen tiefen Einblick in die Thematik der Erkrankung konnte ich durch meine Arbeit in der Theorie und Praxis erfahren und sehe die Notwendigkeit, dass Frauen in ihrer gerade befindlichen Situation Ansprechpersonen benötigen, welche das Wissen und einen respektvollen Umgang mit der Erkrankung zeigen. Ein profundes Wissen im Internet über die Endometriose soll den persönlichen Kontakt mit den Frauen nicht ersetzen. Eine individuelle Behandlung kann nur das Ziel der komplexen Erkrankung sein. Sie erfordert interdisziplinäre Zusammenarbeit eines Teams von ÄrztInnen und TherapeutInnen, die das Ziel fokussiert, körperliche und psychische Aspekte in die Behandlung und Unterstützung zu integrieren, welche für die betroffenen Frauen eine verbesserte Lebensmöglichkeit bieten.

Eine gesundheitsfördernde Folge durch Lebensstiländerung existiert in Bezug auf Bewegung und Ernährung. Bewegung in der freien Natur fördert die Sinneswahrnehmung, wirkt positiv auf die Psyche und auf das körperliche Befinden. Das Immunsystem wird durch regelmäßige körperliche Betätigung gestärkt. Moderater Sport fördert eine verbesserte Durchblutung in den Gefäßen und der Muskulatur. Entzündliche Veränderungen im Körper werden gebremst. Die Folge eines trainierten Körpers ist auch ein langsamerer Pulsschlag, der Stresssituationen positiv bewältigen lässt.

Die Ernährung beeinflusst das Wohlbefinden im positiven Sinn. Der Körper benötigt die Nahrung als Energielieferant in Form von Kohlehydraten, Eiweiß, Fett, Mineralstoffen. Ausgewogene hochwertige Qualität, die dem Körper in dieser Form zugeführt wird, beeinflusst positiv das Wohlbefinden. Entzündliche Vorgänge im Körper können durch die Ernährung minimiert werden. Das Ziel der Lebensstiländerung benötigt eine Langzeitform, um positive Veränderungen zu erkennen.

13. Literatur

Endometriose-Vereinigung Deutschland (2002). Ihr Schmerz hat einen Namen. Endometriose. Endometriose-Vereinigung Deutschland, Leipzig.

Feministisches Frauen Gesundheits Zentrum (Hg.) (2006). Endometriose. Endometriose verstehen – Meinen Weg gehen. Eine Informationsbroschüre. Feministisches Frauen Gesundheits Zentrum, Berlin.

Keckstein, Jörg (2005). Endometriose. Die verkannte Frauenkrankheit!? Diametric, Villach. 4. Aufl.

Krapf, Günther (1976). Autogenes Training aus der Praxis. Ein Gruppenkurs. Lehmanns, München. 2. Aufl.

ORF (2005). Der Radiodoktor. Infomappe. Endometriose – Mehr als ein hysterisches Frauenleiden! Wien.

Österreichische Endometriose Vereinigung. Informationsbroschüre über die Salzburger Gebietskrankenkasse, Salzburg. (Homepage: www.endometriose-wien.at)

Steinbach, Herlinde (2004). Gesundheitsförderung. Ein Lehrbuch für die Pflege- und Gesundheitsberufe. Facultas, Wien.

Stutz, Samuel (2006). Dies ist ein Schmerzmittel. In: Gesundheit Sprechstunde, 11, Seite 3.

Wenzel, Gerhard (1995). Qigong. Quelle der Lebenskraft. Tau & Tau Type, Bad Sauerbrunn.

Werner, Monika (1995). Sanfte Massage mit ätherischen Ölen. Gräfe und Unzer, München.

http://www.zdf.de/ZDFde/inhalt/14/0,1872,1014414,00.html: ZDF Ratgeber: Schmerzen früh behandeln; 18. 12. 2006